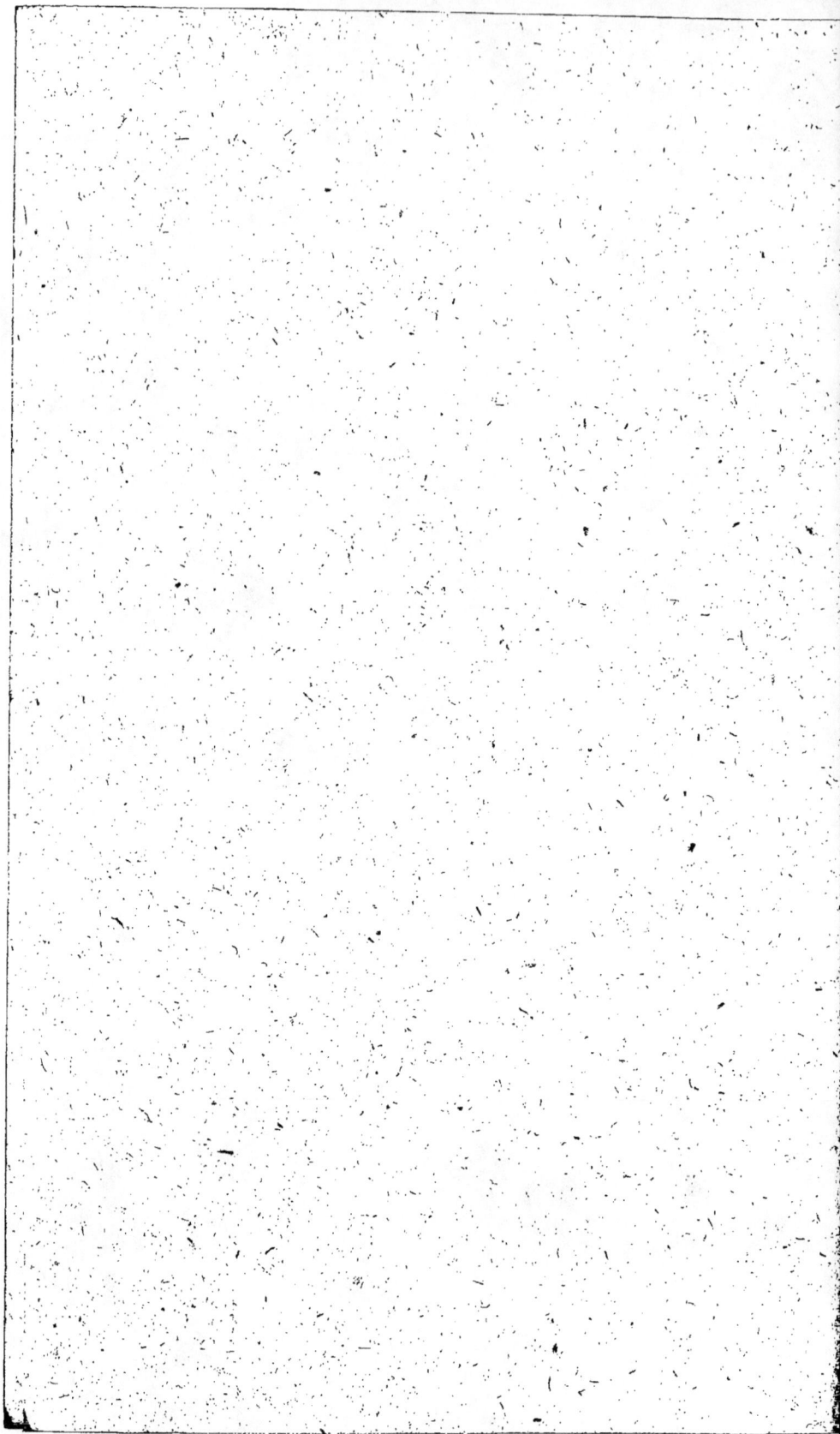

ÉTUDES

SUR LES MESURES A PRENDRE POUR REMÉDIER AUX EFFETS DE LA VENTE DE LA VIANDE DES PORCS ATTEINTS DE LADRERIE ET DE TRICHINOSE [1].

RAPPORT DE COMMISSION [2].

Exposé de la mission donnée. — Depuis plusieurs années, la maladie connue sous le nom de *ver solitaire* était signalée comme sévissant à Lille d'une façon inusitée. Les travaux des helminthologistes modernes ayant établi que cette affection

[1] Extrait des Mémoires de la Société Impériale des Sciences, de l'Agriculture et des Arts de Lille, année 1866.

[2] Cette Commission fut composée de :

MM. J. GIRARDIN, doyen de la Faculté des Sciences, membre de la Société, *Président* ;

    Docteur CAZENEUVE, directeur de l'École de Médecine, membre de la Société ;

    Docteur HOUZÉ DE L'AULNOIT, professeur de Physiologie à l'Ecole de Médecine, membre de la Société ;

    Docteur TESTELIN, membre de la Société,

    Docteur GARREAU, professeur de Pharmacie et de Toxicologie à l'Ecole de Médecine, membre de la Société ;

    HEDDEBAULT (Louis), président du Comice agricole de l'arrondissement de Lille,

    LETHIERRY, secrétaire général du Comice agricole de l'arrondissement de Lille, membre de la Société ;

    POMMERET, médecin-vétérinaire départemental, inspecteur de la Salubrité à l'Abattoir ;

    DE NORGUET, membre de la Société, *Secrétaire de la Commission ;*

    DARESTE DE LA CHAVANNE, professeur d'Histoire naturelle à la Faculté des Sciences, membre de la Société, *Rapporteur.*

résulte de l'ingestion dans l'estomac de viande de porcs atteints de ladrerie, l'Autorité municipale dut rechercher si les porcs mis en vente à l'abattoir n'offraient point les symptômes de cette maladie. Elle constata, en effet, que, depuis quelque temps, un grand nombre de porcs provenant de pays où la ladrerie est endémique arrivaient à Lille et étaient livrés à la consommation.

Voulant aviser aux moyens de conjurer le danger que courait la santé publique, M. le Maire de Lille, par arrêté du 7 février 1866, institua une Commission] chargée d'étudier les mesures à adopter dans l'intérêt général.

La Commission était également chargée de rechercher les effets que peut opérer sur la santé publique la consommation de la viande des porcs infectés de *trichines*.

RAPPORT

Nous avons été chargés par l'Administration municipale de la ville de Lille d'étudier diverses questions qui se rattachent à la vente de la viande des porcs affectés de ladrerie ou atteints de trichines. Ces questions ont pris, dans ces derniers temps, une très-grande importance au point de vue de l'hygiène publique, par suite des travaux récents des zoologistes sur les animaux qui produisent ces maladies des porcs.

Nous nous occuperons d'abord de la ladrerie.

On savait, depuis le siècle dernier, que la ladrerie des porcs résulte du développement dans les muscles de ces animaux, et aussi dans un certain nombre d'autres organes, d'helminthes d'une espèce déterminée et que les zoologistes désignent sous le nom de cysticerques (*cysticercus cellulosæ*). Mais, jusqu'à ces derniers temps, on était dans l'ignorance la plus complète sur l'origine de ces helminthes. Aussi beaucoup de médecins croyaient-ils pouvoir expliquer l'apparition de ces êtres par des faits de génération spontanée. Invoquer une pareille cause, c'était rejeter toute espèce d'explication.

Aujourd'hui nous ne pouvons plus admettre de semblables doctrines. On peut affirmer que les progrès de la zoologie nous ont donné, dans ces derniers temps, l'explication complète de la présence des *cysticerques* dans l'organisation des porcs ladres.

Lorsque la Commission instituée par l'Administration municipale s'est réunie, tous les Membres qui la composaient, d'un avis unanime, ont pensé que la question était résolue. Il semblait donc inutile de rappeler les faits qui établissent la véritable nature des *cysticerques*. Toutefois, les observations qui nous ont été faites par le Conseil supérieur d'hygiène de Paris, nous ont montré que beaucoup de personnes ignorent encore les nouvelles acquisitions de la science sur ce point. Il était donc nécessaire de commencer par bien établir les faits.

La zoologie nous a récemment appris que les helminthes éprouvent pendant le cours de leur vie, des métamorphoses très-remarquables, souvent beaucoup plus profondes que celles qui transforment une chenille en papillon. Elle nous a appris également que dans leurs états successifs, les helminthes peuvent se rencontrer non-seulement dans les organes différents d'un même animal, mais encore dans des animaux d'espèce différente. Quand un animal d'une certaine espèce devient la proie d'un animal appartenant à une autre espèce, les helminthes que contenait le premier pénètrent dans l'intestin du second; et ce changement de domicile devient souvent le point de départ d'un changement d'organisation.

Dans le cas particulier qui nous occupe, le *cysticerque*, qui produit la ladrerie, se transforme en ver solitaire (*tænia solium*) lorsqu'il pénètre dans l'intestin de l'homme.

Voici le résumé succinct des faits qui ont conduit à cette importante découverte.

On avait signalé depuis longtemps de très-remarquables analogies entre les *ténias* que l'on rencontre dans l'intestin de beaucoup d'animaux carnassiers et les *cysticerques* qui habitent l'intérieur des tissus d'un grand nombre d'animaux herbivores. Bien qu'au premier abord, la forme et l'organisation des *cysticerques* et des *ténias* offrent de nombreuses différences, cependant chez les uns et chez les autres, la tête présente une très-grande similitude. On avait même constaté qu'à côté de chaque espèce de *ténias* on peut placer une espèce correspondante de *cysticerques* qui lui ressemble très-exactement par la conformation de la tête.

On avait constaté également chez les *cysticerques* l'absence complète de reproduction sexuelle, et on avait seulement reconnu, chez quelques-uns, un mode de reproduction par bourgeonnement. Au contraire, les différentes espèces de *ténias* présentent des organes reproducteurs très-développés et remarquables même par leur très-grande complication.

Ces deux faits avaient conduit à soupçonner que les *cysticerques* pourraient bien n'être qu'un premier état d'organisation des *ténias*, ou leurs *larves*; et que chaque espèce de *cysticerque* pourrait être la larve du *ténia* qui présente la même conformation de tête.

Le *cysticerque* du porc ladre serait donc la larve du *ver solitaire* dont la tête est conformée de la même manière.

Mais ce n'était là que de simples hypothèses. Voici l'ensemble des faits qui ont conduit à en démontrer la réalité.

Le premier est la fréquence relative du *ténia* chez les charcutiers. M. le docteur Davaine, qui a publié récemment un *Traité des Entozoaires et des maladies vermineuses*, y a réuni [1] un

---

[1] Pages 89 et suivantes.

certain nombre d'observations prises dans les ouvrages de médecine et qui mettent ce fait en pleine évidence. Or, ces observations sont d'autant plus importantes qu'elles ont été recueillies par des médecins qui ignoraient manifestement les relations du *cysticerque* de la ladrerie avec le *ténia*. On comprend, toutefois, qu'il n'y ait là qu'une preuve incomplète, et que la nature de ces relations ne pouvait être établie que par des expériences directes.

Les zoologistes qui, dans ces derniers temps, ont voulu démontrer que les cysticerques sont les larves des *ténias*, ont fait manger à des animaux carnivores les organes infectés de *cysticerques* et ils ont pu constater, par l'autopsie, la transformation des *cysticerques* en *ténias*. Ces expériences souvent répétées, et dans les conditions les plus diverses, ont démontré, dans une foule de cas, la réalité des faits prévus.

Il semblait beaucoup plus difficile de démontrer la transformation en ver solitaire du *cysticerque* de la ladrerie ; car, pour y parvenir, il fallait expérimenter non plus sur des animaux, mais sur l'homme lui-même. On aurait pu croire qu'en pareille circonstance, une démonstration expérimentale était impossible. Elle a été donnée cependant.

M. Küchenmeister a mêlé des *cysticerques* aux aliments d'une femme condamnée à mort (1855). Après l'exécution, il a trouvé des *ténias* dans l'intestin [1].

M. Leuckart a fait avaler des *cysticerques* à trois personnes qui ont bien voulu se prêter à de semblables expériences. Chez deux personnes le résultat a été négatif, en ce sens du moins que, pendant tout le temps que M. Leuckart les a surveillées, il n'y a point eu d'anneaux ou de fragments de *ténia* rendus par les selles. Mais la troisième, qui avait avalé le 10 août quatre *cysticerques* vivants, rendit le 25 octobre plusieurs anneaux de

---

[1] Küchenmeister. *Ann. des Sciences naturelles*, 1855, t. III, p. 377.

ténia. Depuis cette époque, elle en rendit encore un certain nombre à quatre reprises différentes. L'expérience fut arrêtée, le 26 novembre par l'administration du *cousso* qui provoqua l'expulsion de deux *ténias* [1].

Plus récemment, un médecin de Genève, M. Humbert, a eu le courage de se soumettre lui-même à une semblable expérimentation ; il s'est donné le *ténia* par l'ingestion de plusieurs *cysticerques*.

Ces faits ont paru douteux à quelques personnes. Mais il faut ici remarquer d'une part, que MM. Küchenmeister et Leuckart comptent parmi les premiers helminthologistes de notre époque ; et de l'autre, que les anneaux de *ténias* rendus par M. Humbert ont été examinés par un très-habile naturaliste, M. Vogt. On ne peut évidemment révoquer en doute de semblables témoignages. Maintenant, il est bien certain que l'on peut expliquer ces faits par la préexistence des *ténias* dans l'intestin des personnes soumises à l'expérience. Mais cette explication n'est pas la plus probable, car à l'exception d'un certain nombre de localités où le ver solitaire constitue une véritable maladie endémique, le ver solitaire est généralement rare et ne se rencontre que très-exceptionnellement. Il paraît donc très-probable que, dans toutes ces expériences, c'était l'ingestion des *cysticerques* qui avait produit le dévelopement du *ténia*.

On s'est demandé si l'on ne pouvait pas fournir une preuve décisive en faisant manger à des animaux des *cysticerques* vivants. Ces nouvelles expériences n'ont fourni aucun résultat concluant. M. de Siebold a fait manger des *cysticerques* à des chiens et il a retrouvé des *ténias* dans leurs intestins. Mais les chiens ont très-souvent, en abondance, dans leurs intestins, une espèce de *ténia*, le *tœnia serrata* qui ressemble beaucoup au *tœnia solium*, ressemblance tellement grande que M. de Siebold,

---

[1] Leuckart. *Die Blasenbandwürmer*, p. 53.

qui a beaucoup étudié ces animaux, croit à l'identité des deux espèces. Il est donc fort possible qu'avec une semblable préoccupation, M. de Siebold ait considéré comme *tœnia solium* des *tœnia serrata* préexistant dans l'intestin des chiens qu'il soumettait à ses expériences [1].

D'autre part, M. Leuckart, qui a également fait avaler à des chiens des *cysticerques* de porcs ladres, n'a jamais constaté dans leurs intestins de *tœnia solium*. On voit donc que les expériences faites sur les animaux ne jettent aucun jour sur cette question, et qu'elles ne peuvent nous fournir le complément de preuves que réclament les expériences faites sur l'homme.

Heureusement, ce complément de preuves nous est fourni par de nouvelles expériences qui ont été faites en sens inverse des précédentes et qui paraissent de tout point satisfaisantes.

Si le *cysticerque* est la larve du *ténia*, si par conséquent l'ingestion de viande de porc infectée de *cysticerques* détermine chez l'homme la production du ver solitaire, l'ingestion dans l'intestin du porc de fragments de *ténias*, ou d'œufs de ces animaux, doit développer des *cysticerques* dans la chair du porc et y déterminer l'invasion de la ladrerie. Cette expérience a été également faite.

M. Van Beneden a rendu un porc ladre en lui faisant avaler des œufs de *tœnia solium*, tandis qu'un autre porc de la même portée et élevé dans les mêmes conditions, mais qui n'avait point avalé d'œufs, ne contenait point de *cysticerques* [2].

M. Leuckart a fait avaler des fragments considérables de *tœnia solium* à deux cochons de lait. Dans le premier, on trouva un *cysticerque* ; le second en était rempli et, d'après les évaluations de M. Leuckart, il en contenait au moins 12,000 [3].

---

[1] Van Siebold, *Uber die Band und Blasenwürmer*, 1854, p. 86

[2] Van Beneden. *Mémoire sur les vers intestinaux*, p. 146.

[3] Leuckart *Die Blasenbandwürmer*, p. 48.

MM. Küchenmeister et Haubner ont également fait avaler des fragments de *ténia* à des cochons de lait. Deux fois ces expériences ne donnèrent aucun résultat [1]. Dans une troisième expérience, trois cochons de lait, qui avaient avalé des fragments de *ténia*, devinrent ladres.

Dans les expériences de M. Leuckart et de MM. Küchenmeister et Haubner, les causes d'erreur sont presque nulles; car, en employant des cochons avant le sevrage, on est à peu près certain que ces animaux ne seront pas ladres. L'absence de la ladrerie chez les cochons de lait était déjà connue dans l'antiquité; nous le savons par le témoignage d'Aristote qui a donné une description très-exacte de cette maladie, bien qu'il n'en connût pas la véritable nature. Ce fait a été confirmé par les observations des naturalistes et des médecins qui, dans les temps modernes, ont étudié la ladrerie. On ne peut cependant pas affirmer, d'une manière absolue, que les cochons de lait ne présenteront jamais de *cysticerques*, car il est possible qu'une truie ladre communique la ladrerie à ses petits, avant leur naissance [2]; il est possible aussi qu'un cochon de lait puisse exceptionnellement avaler quelques fragments de *ténia*; mais cela est bien peu probable. Aussi devons-nous penser que dans les expériences ci-dessus mentionnées, on a réellement donné la ladrerie aux porcs par l'ingestion de fragments ou d'œufs de *ténias*.

Si donc la transmssion du *ténia* de l'homme au porc est un

---

[1] Küchenmeister. *Annales des Sciences naturelles*, t. III, p. 377.

[2] Ce fait est même généralement admis par les personnes qui font le commerce des porcs; il a été constaté, il y a quelques années, à l'Abattoir de Lille. Une truie ladre ayant été abattue, la ladrerie fut reconnue sur cinq embryons trouvés dans la matrice. Mais on doit croire que des expérimentateurs aussi habiles que MM. Leuckart et Küchenmeister anront choisi les animaux de manière à se mettre à l'abri de toute cause d'erreur de ce genre.

fait incontestable, il y a là une preuve indirecte, il est vrai. mais cependant très-convaincante, de la transmission du *ténia* du porc à l'homme.

Voilà les résultats acquis par les études des zoologistes.

Mais ces travaux, purement théoriques, ont trouvé récemment une confirmation bien inattendue dans la fréquence du ver solitaire à Lille pendant ces dernières années.

Toutes les personnes qui ont pratiqué la médecine à Lille sont unanimes sur ce fait que, jusqu'à ces derniers temps, le ver solitaire y était excessivement rare. Depuis plusieurs années, il n'en est plus ainsi : le ver solitaire y est devenu une maladie très-commune. Elle a été constatée à Wazemmes comme maladie endémique vers 1858, par un membre de la Commission, M. Garreau, particulièrement parmi les ouvriers belges qui habitent cette commune récemment annexée. Elle a fait, en 1862, l'objet de deux communications : à la Société des Sciences, par M. Dareste, à la Société de médecine, par M. Vanpeteghem, qui a publié sur cette question une notice très-intéressante. Depuis cette époque, les cas de ver solitaire se sont multipliés à Lille, aussi bien chez les riches que chez les pauvres. Or, il est très-remarquable que l'apparition d'une maladie, à peine connue il y a quelques années, a suivi l'arrivée sur les marchés de Lille de porcs étrangers au département et qui provenaient souvent de régions très-éloignées. D'ailleurs, les vétérinaires de l'arrondissement de Lille sont d'accord sur l'absence à peu près complète de la ladrerie chez les porcs du département du Nord.

Il est donc très-facile aujourd'hui d'expliquer la fréquence actuelle du ver solitaire dans la population de Lille, puisqu'elle résulte évidemment de l'emploi des porcs ladres dans l'alimentation.

Connaître la cause d'une maladie, c'est avoir l'un des plus sûrs moyens de la combattre et souvent aussi de la faire disparaître. Il est bien évident que, dans le cas particulier qui nous occupe, on arrêtera la propagation du ver solitaire en empêchant la consommation de la viande des porcs ladres. Mais ici se présentent des difficultés de diverses natures.

La viande de porc est à peu près la seule viande employée dans l'alimentation des pauvres. Dans un pays comme le nôtre, où la consommation de la viande est généralement insuffisante, par suite de son prix élevée, convient-il de détruire une quantité considérable de matière alimentaire ? Et ne vaudrait-il pas mieux la laisser consommer, après avoir préalablement tué les *cysti - cerques* qui, comme tous les animaux, périssent par l'action d'une haute température ? Si la cuisson faisait toujours mourir les *cysticerques*, rien n'empêcherait assurément de laisser, dans la consommation, une viande inférieure peut-être en qualité, mais point malsaine ?

Malheureusement cette solution n'est point acceptable. Il est plus que probable, bien que l'expérience n'ait pas été faite, qu'une température de 75° ferait toujours périr les *cysticerques*, dont les kystes contiennent une certaine quantité d'albumine. Mais les différents modes de cuisson ont-ils toujours pour résultat d'élever à cette température toutes les parties de la viande cuite ? On ne possédait pas de documents à ce sujet. Pour s'éclairer, la Commission a fait plusieurs expériences, dont voici les résultats :

Deux jambons provenant d'un porc ladre ont été soumis à la cuisson dans l'eau bouillante :

Le premier jambon, cuit ainsi pendant deux heures, avait une température de 58° dans les parties voisines de l'extérieur et de 33° seulement dans les parties centrales.

Le second jambon, cuit pendant six heures, avait atteint 74° à la surface et seulement 65° à l'intérieur.

Dans l'un et l'autre cas, les *cysticerques* avaient conservé toutes les apparences de la vie. On peut donc penser qu'ils avaient encore la faculté de se transformer en *ténias* s'ils avaien pénétré dans l'estomac d'un homme.

D'autres expériences ont été faites sur deux jambons provenant d'Allemagne : un jambon de Hambourg et un jambon de Westphalie. Ces jambons étaient d'ailleurs parfaitement sains.

Voici les températures observées :

Jambon de Westphalie, après trois heures et demie d'ébullition :

Au centre . . . . . . 66°
Un peu au-dessous de la peau 84°

Après cinq heures, la cuisson étant très-convenable .

Au centre . 86°
A l'extérieur. 95°

Jambon de Hambourg, bonne cuisson ordinaire, suivant la méthode flamande :

Intérieur, 90°
Extérieur, 95°

Ce jambon était très-peu épais.

Ces expériences, quoique peu nombreuses, mettent cependant en lumière un fait très-important : la très-grande inégalité de température entre les régions extérieures et le centre des viandes pendant la cuisson. Dans la première expérience, une ébullition de deux heures n'avait porté le centre de la viande qu'à la température de 33°, c'est-à-dire à une température inférieure à celle de l'animal vivant, inférieure par conséquent à celle du milieu dans lequel vivent les *cysticerques*.

On ne peut donc compter sur la cuisson dans les ménages, pour faire périr les *cysticerques* et les mettre, par conséquent, dans l'impossibilité de se transformer. D'ailleurs, nous savons que dans certaines préparations culinaires, la viande de porc est consommée sans être cuite, ou seulement après avoir subi une cuisson incomplète.

Il n'y aurait qu'un moyen de constater l'état de cuisson com-plète des porcs ladres, ce serait de les faire morceler et cuire à l'abattoir sous la surveillance d'un agent spécial. Mais il est clair que l'application d'une pareille mesure serait très-difficile, et qu'elle entraînerait des frais considérables pour l'installation de fourneaux et d'appareils de cuisson. D'ailleurs, qui voudrait acheter de ces viandes cuites? Il est bien clair que la cuisson des viandes avant leur débit les rendrait suspectes par cela même, et éveillerait infailliblement la défiance du consomma-teur.

Il n'y a donc qu'un seul moyen pratique d'empêcher la vente des viandes ladres, c'est de les détruire. Mais ici se présente une grave question. L'Autorité municipale a-t-elle le droit de prendre une semblable mesure.

Cette question est d'autant plus délicate qu'aux termes du rapport fait devant le Comité supérieur d'hygiène de Paris, sur les mesures à prendre pour empêcher la consommation des porcs ladres, *les seules mesures applicables à la ladrerie du porc par les Autorités municipales sont celles qui dérivent des lois géné-rales et spéciales relatives à la vente des comestibles, notamment de la loi du 27 mars 1851.*

La Commission n'a pas cru pouvoir admettre cette conclusion. Nous extrayons de la réponse qu'elle a transmise au Comité su-périeur d'hygiène la note suivante, rédigée par l'un des com-missaires, M. de Norguet :

« La Commission partage entièrement l'avis du rapport sur ce point, que les Autorités municipales n'ont d'autres pouvoirs que d'appliquer les mesures législatives sur les ventes de comestibles et elle n'a jamais demandé à M. le Maire de Lille d'outre-passer les pouvoirs que lui donne la loi ; mais elle se croit autorisée à penser que si la loi de 1851 était la seule applicable en cette matière, le service de la salubrité publique se trouverait désarmé devant un véritable danger.

» En effet, la loi de 1851 ne se rapporte que d'une manière indirecte à l'objet dont il s'agit ; son titre seul en est la preuve : *Loi tendant à la répression la plus efficace de certaines fraudes dans la vente des marchandises.* Elle n'est destinée qu'à atteindre et à punir l'intention frauduleuse, et la Commission n'a jamais eu l'idée d'incriminer d'une manière générale la vente des porcs ladres ; elle a reconnu, au contraire, que la présentation d'un de ces animaux sur le marché pouvait être faite de bonne foi, puisqu'il est prouvé que les indices extérieurs n'existent pas toujours.

» La loi de 1851 se borne à édicter des peines contre ceux qui *falsifieront des denrées alimentaires, destinées à être vendues* ;

» *Qui les mettront en vente les sachant falsifiées ou corrompues* ;

» *Qui tromperont sur la quantité* ;

» *Qui auront dans leurs magasins, boutiques, ateliers, halles, foires ou marchés . . . . des substances alimentaires ou médicamenteuses qu'ils sauront être falsifiées ou corrompues.*

» Il paraît évident à la Commission qu'il faut, pour l'application de cette loi, la preuve de la connaissance, chez le marchand, de la corruption de l'objet mis en vente ; et comment avoir cette preuve, lorsque les préposés à l'abattoir eux-mêmes ne peuvent pas toujours constater, avant la vente, la maladie de l'animal atteint de ladrerie ?

» En outre, il resterait à savoir si le mot *marchandise corrompue* peut s'appliquer à un porc ladre vivant ou dépécé ; il y a là un terme qui semble offrir matière à discussion et qui peut ne pas paraître assez précis pour mettre à couvert la responsabilité des Autorités municipales.

» Nous pensons donc que la loi de 1851 est mal choisie pour atteindre le but que poursuit la Commission : *sauvegarder la santé publique contre le débit de la viande ladre*. Il faut, pour arriver à ce but, se reporter au décret du 16 août 1790, sur le règlement de l'organisation judiciaire, lequel donne à l'Autorité municipale *l'inspection sur la salubrité des comestibles exposés en vente publique* (titre XI, art. 4); et c'est sans doute là ce que le rapport appelle *lois générales*.

» Le droit d'inspection entraînant nécessairement le droit de saisie, le Maire se trouve autorisé à arrêter partout où ils seront exposés en vente les comestibles insalubres. La Commission ne demande pas autre chose. »

Ainsi, pour nous, d'après la législation existante, le droit que possède l'Autorité municipale de faire abattre tout animal reconnu ladre, pendant la vie, et de faire détruire la viande ladre, ne peut être révoqué en doute. Nous pensons donc que toute viande ladre doit être livrée aux fabriques d'engrais, sans que cette mesure donne lieu à une indemnité en faveur du vendeur. La graisse provenant de ces viandes devra être fondue à l'abattoir par le procédé de d'Arcet ou d'Evrard et dénaturée par l'addition de térébenthine, pour qu'elle soit rendue impropre à l'alimentation, et qu'elle ne puisse plus servir qu'à des usages industriels.

Ici, toutefois, se présente une difficulté. La ladrerie n'est pas toujours reconnue du vivant de l'animal; et le langueyage n'en décèle pas toujours la présence. Le marchand qui vend un porc ladre peut donc être de bonne foi. N'y aurait-il pas lieu, dans ce cas, mais dans ce cas seulement, de lui accorder une indemnité ? C'est une question que nous soumettons à l'Autorité municipale.

La Commission doit insister d'autant plus sur la nécessité de saisir et de détruire immédiatement la viande ladre, qu'il ne faut pas que cette viande, refusée sur les marchés de Lille, puisse être portée sur des marchés étrangers. Elle a appris qu'il y a quelques mois, un troupeau de porcs ladres refusé à l'abattoir de Lille, a été dirigé sur Dunkerque. Les mesures prises pour préserver Lille ne doivent pas devenir une cause de dommage pour d'autres villes.

Maintenant, il faut ajouter que ces mesures, bien que très-efficaces, ne sont pas cependant suffisantes. Toute la viande de porc qui se consomme à Lille ne provient pas d'animaux tués à l'abattoir : il entre encore en ville une grande quantité de viande de porcs tués hors de la ville. Il est donc de toute nécessité que cette viande soit examinée par les employés de l'Octroi, et que toute viande ladre soit immédiatement saisie et détruite. Cet examen ne peut présenter de difficultés ; car les *cysticerques* qui forment dans la viande des vésicules dont la grosseur varie depuis celle d'un pois jusqu'à celle d'une noisette, sont parfaitement reconnaissables à l'œil nu, même pour les personnes les plus étrangères aux sciences.

La Commission pense qu'une bonne surveillance de la viande de porc, soit à l'abattoir, soit à l'octroi, suffit pour préserver les habitants de la ville de la consommation des viandes infectées. Elle compte, d'ailleurs, sur le caractère comminatoire des mesures qu'elle propose pour exercer un effet préventif qui empêchera l'arrivée des porcs ladres à l'abattoir. Déjà la nouvelle de la nomination d'une Commission pour proposer des mesures à cet effet, a arrêté le courant de porcs ladres que l'on venait vendre à Lille. Depuis l'époque de son installation, on n'a abattu de porcs ladres que lorsque la maladie n'avait pas été reconnue sur l'animal vivant.

Nous pouvons encore espérer que dans un avenir très-rapproché, la ladrerie disparaîtra, d'une manière plus ou moins complète, dans tous les pays où elle est actuellement endémique.

Pourquoi, dans le département du Nord, les porcs sont-ils exempts de cette maladie? C'est qu'on les élève dans des étables bien tenues. C'est que, d'un autre côté, les matières fécales, provenant de l'homme et qui servent de véhicule aux anneaux et aux œufs de *ténias*, sont recueillies avec soin et conservées pour l'engrais des terres.

Pourquoi, dans beaucoup de régions où l'on élève des porcs et qui sont encore dans un état de culture fort arriéré, la ladrerie est-elle endémique? C'est que généralement les porcs y vivent en liberté, et qu'ils avalent des anneaux et des œufs de *ténias* avec les excréments humains qu'on dépose le long des routes et qui forment une grande partie de leur nourriture.

Si donc, dans tous ces pays, les cultivateurs, en recueillant les déjections humaines, utilisaient une matière fertilisante d'une très-grande efficacité, ils arriveraient, tout en augmentant le produit de leurs récoltes, à diminuer considérablement et probablement à faire disparaître la ladrerie.

Tant que l'on ignorait les véritables dangers que présente la consommation de la viande ladre, ces questions pouvaient être négligées par les éleveurs. Aujourd'hui, le doute n'est plus possible. Quand les notions scientifiques pénètreront chez les cultivateurs, ils finiront par comprendre qu'il est de leur intérêt de détruire chez leurs animaux une maladie dont ils sont les premiers à souffrir. Il est d'ailleurs probable que les mesures prises à Lille seront imitées dans d'autres villes ; et que les difficultés seules de la vente de la viande ladre conduiront les éleveurs à mieux soigner leurs animaux.

Il serait bon que, dans tous les pays d'élevage, les Autorités départementales et municipales dirigeassent les populations dans une voie qui leur serait profitable à tous les points de vue. Mais ici nous ne pouvons qu'émettre un vœu ; puisse-t-il ailleurs être entendu !

Enfin, il est une dernière mesure qui pourrait également contribuer à arrêter le débit de la viande ladre ; c'est que la ladrerie fût comprise parmi les vices rédhibitoires. Mais il faudrait, pour cela, une nouvelle loi. Une révision de la loi sur les vices rédhibitoires est d'ailleurs d'autant mieux justifiée que dans la rédaction primitive de la loi actuelle, la ladrerie était considérée comme vice rédhibitoire.

Voici la note que M. de Norguet a rédigée, au nom de la Commission sur ce point, de l'histoire de la loi.

« Dans le projet présenté par M. Martin du Nord, à la chambre des Pairs, le 15 janvier 1838, l'article 1er, qui énumère les maladies rédhibitoires, comprenait la ladrerie du porc. Le marquis de La Place, chargé du rapport, s'exprima en ces termes : « Un seul défaut figure dans la quatrième et dernière » catégorie : *la ladrerie*. Cette maladie altère la chair de » l'animal et déprécie sa valeur. En la classant parmi les vices » rédhibitoires, le projet de loi a eu surtout en vue de veiller » à la salubrité de la principale nourriture des campagnes. » La chambre des Pairs adopta sans objections.

» Le 5 mars suivant, le même Ministre présenta la loi à la chambre des députés, M. L'Herbette fut chargé du rapport et voici comment il s'exprima : « Pour le porc nous effaçons le » seul cas rédhibitoire énoncé au projet : *la ladrerie*. Nous sa- » vons que cette maladie est grave ; qu'elle diminue la valeur » de la chair de l'animal ; que cette chair est la principale nour- » riture du pauvre ; que plusieurs usages locaux et les statuts » des charcutiers de Paris avaient mis la ladrerie au nombre » des cas rédhibitoires ; que plusieurs auteurs estimés approuvent » cette décision ; mais, en général, cette maladie est facile à » reconnaître, et la chair de l'animal, si elle diminue de valeur, » n'en reste pas moins saine. Cette dépréciation n'est même pas » très-considérable. »

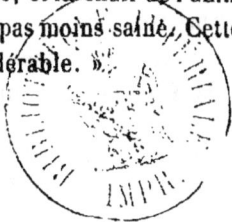

» Dans la discussion qui suivit, M. Boulay (de la Meurthe),
commissaire du roi, insista fortement pour l'adoption de la
rédhibition : « Elle se trouve, dit-il, dans les usages de trente-
» sixdépartements ; trois écoles vétérinaires et soixante-un dé-
» partements ont été d'avis de comprendre la ladrerie parmi
» les vices rédhibitoires. Il est vrai que lorsque la maladie est
» développée, elle peut aisément se reconnaître ; mais quand elle
» n'est pas avancée, il est impossible, même aux plus habiles
» vétérinaires, d'en constater l'existence. »

» M. Prunelle combattit le projet du gouvernement. « La chair
» ladre n'est pas saine, dit-il, personne ne le conteste ; mais il
» n'est pas question ici d'une loi de police sanitaire ; il s'agit de
» savoir quelles maladies peuvent être dissimulées ; la ladrerie
» n'est pas de ce nombre. Elle est annoncée par une vésicule
» qui se trouve au bas de la langue et qui est facilement re-
» connue par les langueyeurs. Cette maladie se manifeste par
» des pustules. Ce sont ces pustules qui amènent l'amaigrisse-
» ment, et c'est l'amaigrissement qui rend la chair insalubre.»

» La Chambre se crut suffisamment éclairée par ces déclara-
tions et le projet du Gouvernement fut rejeté.

» On voit, par ce résumé, que les objections reposaient sur
deux arguments : le peu de danger que présente l'usage de la
chair ladre, et la facilité de reconnaître la maladie par des
caractères extérieurs.

» Notre Commission, grâce aux progrès des questions scientifiques et hygiéniques, peut aujourd'hui, sans hésitation, rejeter
formellement ces deux propositions. La contagion certaine du
porc à l'homme vient d'être exposée et, quant à la possibilité
de reconnaître, dans tous les cas, la ladrerie d'après l'inspection
de la langue, il résulte de nombreuses observations faites par
d'habiles vétérinaires, et notamment tout dernièrement à Lille
par M. Pommeret, membre de la Commission, que des porcs

reconnus ladres à un degré avancé, après l'abattage, n'avaient présenté sur la partie visible de la langue aucune trace de pustules, soit parce que la maladie ne s'était pas déclarée en cet endroit, soit parce que les marchands avaient trouvé moyen de les faire disparaître.

» En conséquence, la Commission est d'avis que le langueyage n'est pas un moyen certain de reconnaître la ladrerie ; qu'elle est, en beaucoup de cas, un vice caché ; que, d'un autre côté, elle offre des inconvénients pour la santé publique ; et elle émet le vœu que la loi soit révisée et admette cette maladie au nombre des vices rédhibitoires. »

La seconde question soumise à l'examen de la Commission est celle des viandes de porcs infectés de *trichines*. Ici nous serons très-brefs, parce que nos études nous ont convaincus qu'il n'y a pas là de danger imminent. Mais on ne saurait le proclamer trop haut pour dissiper les terreurs qui, dans ces derniers temps, se sont emparées d'un grand nombre de populations.

On avait depuis longtemps constaté en Allemagne, à diverses reprises, que certaines préparations de viande de porc déterminaient des maladies. Une découverte récente a démontré que ces maladies résultent de la communication du porc à l'homme d'un très-petit helminthe que les naturalistes désignent sous le nom de *trichine*. Cet animal, qui existe à l'état de larve dans la viande du porc, se développe et se reproduit dans l'intestin de l'homme, et donne naissance à des larves qui pénètrent dans le tissu musculaire en déterminant des accidents souvent très-graves. Plusieurs épidémies de *trichinose* ont été récemment observées en Allemagne et beaucoup de malades ont péri.

L'annonce de ces faits a produit en France un effroi bien légitime ; car la *trichinose* pouvait exister chez nous comme en Allemagne. Mais nous avons tout lieu de nous rassurer. Un Membre de la Commission, M. Dareste, a examiné au microscope la viande de plus de 100 porcs tués a l'abattoir de Lille. Un autre Membre de la Commission, M. Testelin, en a étudié 562, en faisant trois préparations par animal, ce qui donne 1686 préparations. Ces messieurs n'ont pas rencontré un seul exemple de viande infectée. D'ailleurs, des études semblables ont été faites en un grand nombre de points de la France et elles ont toutes conduit au même résultat.

Nous pouvons donc penser que la *trichinose* n'existe point en France, et qu'à Lille, en particulier, elle ne peut résulter de la consommation des porcs tués à l'abattoir. De plus, comme on a émis, dans ces derniers temps, la pensée que les *trichines* pouvaient provenir des rats et être communiquées par eux aux porcs qui en font souvent leur nourriture, M. Testelin a également examiné la chair des rats pris dans le clos d'équarrissage; il n'en a pas rencontré qui fussent trichinés.

La seule voie possible d'infection serait la consommation de viandes de charcuterie provenant d'Allemagne et infectées de *trichines*. On fait, en Allemagne, un très-grand nombre de préparations de charcuterie avec de la viande de porc crue. Dans ces dernières années, on a même substitué, dans la préparation des viandes fumées à la fumée des cheminées, l'immersion dans la créosote ou dans l'acide pyroligneux. Ces viandes sont fumées à froid, si l'on peut parler ainsi. On comprend que de semblables modes de préparation conservent les *trichines* vivantes dans l'intérieur de la viande et que, par conséquent, elles ne s'opposent pas à leur émigration.

Il n'est pas possible évidemment d'empêcher en France la vente de la charcuterie allemande; il n'est pas possible non plus d'examiner au microscope toutes les pièces de charcuterie qui arrivent d'Allemagne. La Commission ne peut que signaler le fait, et rappeler qu'une cuisson assez prolongée pour que la température de l'intérieur de la viande atteigne 75°, doit nécessairement détruire les *trichines*, s'il en existe.

Du reste, il faut bien faire attention que les *trichines* n'existent en Allemagne que dans un petit nombre de localités, et que, par conséquent, ce n'est qu'exceptionnellement que la charcuterie allemande pourrait être infectée. Et, d'ailleurs, les populations allemandes qui ont souffert de ce fléau, prennent toutes les mesures nécessaires pour en obtenir la destruction. Partout où des cas de *trichinose* ont été constatés, on exerce la plus active surveillance pour reconnaître la viande malade et pour la détruire.

L'opinion publique peut donc se rassurer à l'endroit des *trichines* qui, selon toute apparence, seront détruites en Allemagne même, avant peu de temps. Toutefois, en présence des terribles accidents qui résultent de l'ingestion des *trichines*, il serait bon de faire soumettre de temps en temps, à l'examen microscopique, des pièces de charcuterie venant d'Allemagne.

Il y a, d'ailleurs, un fait général qui ressort de ces études et qu'il est bon de mettre en lumière : c'est que, tandis que le développement de voies de communication et les progrès du commerce, en faisant arriver, sur les marchés des villes, des animaux de boucherie élevés souvent dans des régions très éloignées, peuvent introduire dans un pays des espèces d'helminthes jusque-là inconnues et y faire ainsi apparaître des maladies nouvelles, les acquisitions incessantes des sciences, et particulièrement de la zoologie, fournissent les moyens de combattre directement ces fléaux.

Assurément les améliorations qui s'accomplissent incessamment dans les conditions matérielles de l'existence, peuvent suffire, dans certains cas, pour détruire les endémies vermineuses. Nous pouvons signaler, à cet égard, un fait très-remarquable et fort peu connu. Au commencement du siècle, l'*ascaride lombricoïde* était très-commun à Paris, soit qu'il se développât chez des individus en pleine santé, soit qu'il vînt compliquer d'autres maladies. Depuis quarante ans, il a presqu'entièrement disparu.

Ce fait a été la conséquence entièrement inattendue de l'emploi des eaux filtrées dans l'alimentation. Les travaux récents de MM. Richter et Davaine ont expliqué ce fait, en montrant que les œufs de l'*ascaride*, expulsés avec les matières fécales, pénètrent dans l'organisation par la voie des boissons. Mais ce progrès, si important pour la santé publique, a été obtenu par hasard et n'entrait certainement pas dans la prévision des personnes qui ont perfectionné les procédés de filtration, et qui ont généralisé l'usage de l'eau filtrée.

Désormais, l'hygiène publique pourra combattre directement et même faire disparaître les maladies vermineuses, en mettant à profit les découvertes des zoologistes sur les métamorphoses des helminthes, et sur leurs singulières migrations d'animal à animal ; découvertes qui ne sont pas seulement l'une des acquisitions les plus merveilleuses et les plus inattendues de la science moderne, mais encore un service de la plus grande importance rendu à l'humanité tout entière.

CONCLUSIONS.

Il résulte des faits contenus dans ce rapport qu'il est définitivement acquis à la science que la viande de porc ladre n'est pas seulement de mauvaise qualité, mais qu'elle peut communiquer à ceux qui en font usage, une maladie toujours dégoûtante et souvent dangereuse, puisque le ver solitaire (*tœnia solium*), qui se développe dans l'intestin de l'homme, résulte de la métamorphose du *cysticerque* qui rend les porcs ladres.

La Commission pense que l'Aministration municipale doit combattre cette maladie :

1° En répandant, le plus possible, parmi les populations, la

connaissance des accidents auxquels elles s'exposent par la consommation de la viande ladre ;

2° En détruisant la viande ladre partout où elle peut l'atteindre, soit en faisant abattre sur les marchés les animaux chez
lesquels la maladie aura été constatée pendant la vie, soit en
faisant inspecter aux bureaux de l'Octroi la viande des porcs
tués hors de la ville, et saisir et détruire toute viande reconnue
malade ;

3° En appelant l'attention de Son Excellence le Ministre de
l'Agriculture et des Travaux Publics sur les moyens de détruire
la ladrerie dans toutes les parties de la France où elle est endémique ;

4° En demandant au Gouvernement la révision de la loi sur
les vices rédhibitoires,

Quant aux *trichines*, la Commission a constaté qu'elles n'existent point à Lille, mais que, comme il est possible que cette
maladie soit importée par des pièces de charcuterie venant
d'Allemagne, elle demande que l'Autorité municipale fasse soumettre de temps en temps, à l'examen microscopique, un
certain nombre de ces pièces prises chez les marchands de
comestibles.

LILLE. L. DANEL

www.ingramcontent.com/pod-product-compliance
Lightning Source LLC
Chambersburg PA
CBHW070203200326
41520CB00018B/5513